DU

DRAINAGE DE L'UTÉRUS

ET DE

SON APPLICATION THÉRAPEUTIQUE

PAR

Ferdinand REILHAC

DOCTEUR EN MÉDECINE DE LA FACULTÉ DE PARIS

Ancien externe des hôpitaux de Paris.

PARIS
IMPRIMERIE DES ÉCOLES
HENRI JOUVE
23, rue Racine, 23
1886

DU

DRAINAGE DE L'UTÉRUS

ET DE

SON APPLICATION THÉRAPEUTIQUE

PAR

Ferdinand REILHAC

DOCTEUR EN MÉDECINE DE LA FACULTÉ DE PARIS

Ancien externe des hôpitaux de Paris.

PARIS

IMPRIMERIE DES ÉCOLES

HENRI JOUVE

23, rue Racine, 23

1886

A LA MÉMOIRE DE MON PÈRE

A MA MÈRE

A MA SŒUR ET A MON BEAU-FRÈRE

A MES PARENTS

A MES AMIS

A MON PRÉSIDENT DE THÈSE

M. LE PROFESSEUR GRANCHER

A M. LE DOCTEUR CHÉRON

Médecin à Saint-Lazare

DU DRAINAGE DE L'UTÉRUS

ET DE SON APPLICATION THÉRAPEUTIQUE

AVANT-PROPOS

Parmi les méthodes appliquées au traitement des affections utérines, et dont la prévoyance médicale cherche chaque jour à accroître le nombre et surtout la qualité, il en est une, toute récente, que nous avons pu, dans les deux dernières années de nos études médicales, voir expérimenter longuement entre les mains de M. le Dr Chéron.

Cette méthode, venue d'Allemagne où Schwarz la pratiqua pour la première fois, c'est le drainage de l'utérus.

Jugeant le sujet intéressant, nous nous sommes senti attiré à le décrire. Nous en avions apprécié les résultats. Nous dûmes, en effet, à l'obligeance de M. Chéron de pouvoir pénétrer à loisir à Saint-Lazare et d'y suivre, dans son service, les nombreuses malades auxquelles ce traitement était appliqué.

Il nous a été ainsi possible d'approfondir nous-même, autant qu'il était en notre pouvoir, l'étude que nous nous proposions d'aborder. Notre travail, au reste, est modeste. En traitant d'un procédé nouveau, notre but, est-il besoin de le dire, n'a été ni de l'exalter, ni de répudier les autres.

Nous avons fait une simple description ; on nous saura gré, je l'espère, de la réserve que nous avons gardée, quoique naturelle.

Que M. Chéron reçoive ici l'expression de notre profonde gratitude. Notre travail lui revient pour la grande part. Nous n'oublierons pas la bienveillance qu'il nous a toujours témoignée, ni les services qu'il nous a rendus.

Le plan que nous avons adopté est le suivant :

Après un historique rapide de la question, nous parlerons du drainage au triple point de vue de son action mécanique ou de drainage, topique ou de contact, physiologique ou de décongestion, — et pour le dire tout d'abord, on voit par ce seul énoncé que le mot « drainage » ne répond pas absolument ici à son sens classique. Cette modification, difficile à éviter, du reste, existait avant nous, nous n'avons fait que la reproduire.

Dans une seconde partie, nous étudierons brièvement, en montrant le lien qui les unit, les affections auxquelles le drainage est applicable.

Les observations et les conclusions fourniront la troisième et dernière partie.

M. le professeur Grancher, dont nous nous honorons d'avoir été l'élève, a bien voulu accepter la présidence de notre thèse. Après avoir commencé nos études sous sa direction, nous sommes heureux qu'il nous permette de les terminer avec lui, et nous le prions d'accepter toute notre reconnaissance, pour l'honneur qu'il nous fait aujourd'hui.

PREMIÈRE PARTIE

I. — Historique

Le drainage chirurgical, conçu et vulgarisé par Chassaignac, a pour but d'opérer une sorte de dessèchement (*to drain*, écouler, faire sécher) des foyers purulents, en établissant, à l'aide de tubes en caoutchouc, introduits par des ouvertures ménagées à cet effet, un écoulement continu des liquides.

Chassaignac n'oublia pas le drainage des cavités naturelles. Reconnaissant l'orifice de la vessie insuffisant dans certains cas, il proposa de l'appliquer au catarrhe purulent de cet organe. Mais ce fut en Amérique que l'emploi de cette méthode passa dans la pratique de la chirurgie. Emmet, entre autres, ne craignit pas, à cet effet, de créer des fistules vésico-vaginales artificielles ; après lui, Holt et Mathieu pratiquèrent la mise à demeure de sondes en argent ou en caoutchouc durci ; Fritsch se servit de tubes à drainage, et Velasco, de Nice, remplaça les drains par une bougie filiforme.

Entre leurs mains, le drainage de la vessie donna de bons résultats ; mais personne ne songea à étendre la méthode de l'utérus, et soit que le procédé n'ait pas paru avantageux, soit que les expériences n'aient pas été publiées, on n'en trouve d'autre part, jusqu'en 1883, aucune mention dans les auteurs.

A cette époque, Schwarz (1), assistant-docent à la clinique gynécologique de Halle, posant en principe que la cavité utérine, quand elle suppure, doit être traitée comme toute plaie chirurgicale, eut l'idée d'introduire des drains dans la matrice pour assurer un écoulement rapide et complet des matières muco-purulentes, et bientôt pour modifier l'état de l'organe lui-même dans des cas de catarrhe, d'aménorrhée, de dysménorrhée et de régression incomplète. Ces tentatives furent couronnées de succès, et Schwarz pensa pouvoir désormais substituer avantageusement ce moyen à la dilatation et aux topiques intra-cavitaires.

Dans ses premières applications, Schwarz se servit tout d'abord et naturellement des tubes à drainage, tels qu'on les connaît en chirurgie. Mais les drains, si favorables ailleurs, donnèrent ici de très mauvais résultats et Schwarz se vit bientôt obligé de les abandonner. Il les remplaça par des fils de verre soyeux, flexibles, suffisamment résistants et dont il fit des pinceaux de différentes formes et de différents diamètres.

C'est alors que M. Chéron, voyant les bons résultats que le gynécologiste allemand avait retirés du drainage, fit ses premières applications. Prenant la méthode au point où l'avait laissée M. Schwarz, il se servit de drains formés de fils de verre rassemblés et réunis à la base par une substance adhésive. Mais il fut immédiatement arrêté par des difficultés considérables. Le coton de verre abandonnait une poussière fine et irritante, qui tout d'abord gênait singulièrement l'opérateur en se répandant sur les mains

1. E. Schwarz. *Drainage des nicht-puerperalen Uterus* (Centralblatt für Gynäkologie, 13 März 1883).

et le visage et qui, inconvénient plus grave, déterminait, en s'infiltrant dans les parois du vagin, une inflammation vive avec écoulement leucorrhéique et érythème vulvaire. Les fils de verre, d'autre part, quoique aseptisés avec l'iodoforme, prenaient assez rapidement une mauvaise odeur et devaient fréquemment être renouvelés; formés d'une matière éminemment irritable, ils n'étaient peut-être pas sans dangers sérieux.

Il n'y avait donc pas à songer, du moins en France, à se servir des fils de verre. Mais le drainage ne devait pas supporter la responsabilité de cet échec, seulement il fallait trouver des drains bien supportés par la femme, aseptiques et imputrescibles.

M. Chéron se mit alors à la recherche de la meilleure substance. Après une longue série d'expériences que nous ne rappellerons pas, après avoir essayé successivement et sans succès les tubes de caoutchouc, les soies de sanglier, les fils d'amiante, rejetés aussitôt qu'introduits, les crins de cheval, les poils de blaireau, il songea enfin au crin de Florence, journellement employé en chirurgie et qui devait lui donner tous les résultats désirés.

Le crin de Florence, qui n'est autre chose que la glande sétigère du ver à soie, déroulée, lavée et séchée, devait d'abord être aseptisé. Pour cela, il fut trempé pendant cinq à six semaines dans une solution d'acide picrique, et, après dessication, on le vit prendre, en même temps qu'une belle couleur jaune d'or, une fermeté remaquable qui ne devait pas être sans utilité pour l'introduction du drain dont nous allons maintenant donner la composition.

Formation du drain. — Des brins d'une longueur de 6 à 8 centimètres et au nombre de douze à vingt-quatre sont ligaturés à une de leurs extrémités avec un fil de platine d'un vingtième de millimètre de diamètre et recouverts d'un ciment capable de résister à l'eau et à la tem-

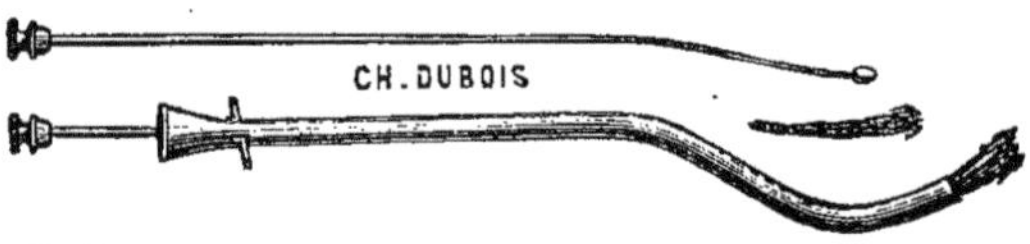

1. — Drain.
2. — Mandrin à bout olivaire servant à l'introduction du porte-drain.
3. — La *fig.* 3 représente le porte-drain (*a*) mis en place, au moment où le drain (*b*), poussé par le second mandrin (*c*), pénètre dans la cavité utérine.

pérature humaine. A l'extrémité libre, ils sont recourbés sur une longueur de huit à dix millimètres, de façon à former une sorte d'érigne dont les griffes multiples et divergentes sont destinées, en s'écartant au contact humide du milieu, à prévenir la chute du drain.

Introduction du drain. — Schwarz n'avait pas pour l'introduction du drain d'instrumentation spéciale. Il devait en résulter une certaine difficulté et la nécessité de dilater tout d'abord l'orifice cervical. Pour obvier à ces inconvénients, M. Chéron s'est arrêté au système suivant qui permet une pénétration facile pour l'opérateur et sans violence pour l'utérus.

Un tube en argent, creux, ayant la courbure de l'hystéromètre, et destiné à recevoir le drain, est introduit dans l'utérus à l'aide d'un mandrin muni d'un embout olivaire qui protège la muqueuse. C'est le premier temps; il rappelle la pénétration du spéculum de Ricord dans le vagin et s'opère sans difficulté. Dans un second temps, le mandrin est retiré ; à sa place on introduit le drain qui est alors poussé dans la cavité du tube à l'aide d'un second mandrin, muni à son extrémité d'un petit cylindrique métallique fixe qui presse sur la base cimentée et résistante du drain. A mesure que celui-ci pénètre, on retire peu à peu le tube et l'un et l'autre cheminent en sens inverse jusqu'à ce que le premier ait pris entièrement la place du second.

Le drain, qui grâce au tube a été simplement déposé dans la cavité et n'a pu blesser la muqueuse, est alors en place ; son extrémité vaginale déborde légèrement l'orifice du col et permet de le saisir facilement avec des pinces quand on voudra le retirer.

II. — Mode d'action du drainage.

1° *Action mécanique et topique.*

Les catarrhes purulents des organes creux, dit Schwarz, semblables en cela à toute plaie chirurgicale, ne tendent à la guérison que lorsque la sécrétion peut s'échapper librement au dehors, et la rapidité de leur disparition est dans un rapport étroit avec la facilité de l'écoulement. L'utérus, dont la muqueuse est si fréquemment transformée en une large surface purulente, est dans ce cas. A la vérité, il présente une ouverture permanente, offerte à l'échappement des liquides, mais qui bien souvent est insuffisante à débarrasser l'organe des produits de sécrétion. Dans l'endométrite, en effet, il est très fréquent de rencontrer le canal cervical rétréci par le boursoufflement de la muqueuse dont les altérations accompagnent celles de la cavité. Parfois l'obstacle est augmenté par la dilatation des glandes muqueuses qui se transforment en kystes, connus sous le nom d'œufs de Naboth, et oblitèrent le détroit cervical. Une déviation, une fluxion légère produisent le même résultat.

L'écoulement, dans d'autres cas, est gêné par son abondance même ; ou bien, par suite de leur forme spéciale, les matières nouvelles, consistantes et visqueuses, descendent difficilement le long du col en produisant des douleurs expultrices vivement senties par les malades. Le pus, dit Schwartz, a une grande tendance à s'épaissir dans la cavité utérine, et, par la suite, il reprend difficilement une fluidité suffisante à son écoulement.

La sécrétion toutefois ne saurait s'accumuler en grande quantité. Nous ne nous occupons en effet ici que des difficultés qui résultent pour l'écoulement de l'endométrite elle-même, dégagée de toutes les complications fréquentes qui peuvent amener un rétrécissement notable du canal cervical et déterminer une rétention considérable. Dès que la sécrétion atteint une certaine limite et presse sur les parois utérines, celles-ci entrent en jeu, et par leur contraction la chassent au dehors. Le flux menstruel, quand il n'est pas supprimé, entraîne également avec lui les matières purulentes, et l'on produit quelquefois artificiellement le même résultat par le cathétérisme, qui est suivi d'un flot de liquide. Quoi qu'il en soit, la sécrétion ne saurait s'écouler dès qu'elle a pris naissance ; il faut, pour franchir le col, qu'elle ait atteint une certaine limite, et l'on peut évaluer à 1 ou 2 centim. cubes (1) la quantité de muco-

1. Schwarz, *loc. cit.*

pus qui séjourne d'une façon constante dans la cavité utérine.

On comprend sans peine combien dans ces conditions il est difficile à la muqueuse de se régénérer. La présence des matières purulentes annihile toute tendance naturelle à la guérison, aggrave les désordres et peut devenir le point de départ d'une septicémie locale; les applications médicamenteuses n'ont qu'un effet temporaire, et si l'endométrite est souvent si rebelle au traitement, il faut certainement en chercher, pour une grande part, la raison dans la difficulté de l'écoulement. Du reste, la plaie qui guérit bien est celle qui se débarrasse bien de ses produits de sécrétion, et le drainage, qui met la muqueuse utérine dans les conditions requises avec tant de soin pour toute plaie chirurgicale, nous paraît être absolument applicable à la métrite interne.

Nous avons laissé de côté les cas où le col est rétréci d'une façon considérable. Ici, en effet, la première indication est de remédier à la sténose. Mais quand on aura rendu au canal cervical son diamètre, en totalité ou en partie, le drainage pourra encore rendre de grands services. Il est du reste d'autant plus indiqué que, par suite de son action topique ou de contact qui s'associe à l'action mécanique, il présente dans l'endométrite une nouvelle utilité.

La présence permanente du crin de Florence détermine, comme l'on doit s'y attendre, une excitation de l'organe entier. Pour la muqueuse, avec laquelle le drain est en contact, il en résulte une irritation inflammatoire. Vers le troisième ou le quatrième jour, on constate l'exagération considérable de la sécrétion ordinairement préexistante, ou son apparition, si elle n'existe pas encore. Dans un cas comme dans l'autre, l'écoulement devient bientôt très abondant. Séro-muqueux et résultant de l'hypersécrétion des glandes du corps et du col, si la muqueuse est saine; muco-purulent, si la muqueuse est malade, il s'accompagne le plus souvent de pertes sanguines légères, mais continues, qui résultent de la déchirure des vaisseaux au contact du crin de Florence.

Cet écoulement est toujours précédé par des douleurs spontanées, rémissives, en tous points semblables aux contractions douloureuses de l'intestin, et que les malades rapportent comme siège à l'utérus lui-même. Ces coliques utérines, qui sont déterminées par la mise en jeu de la contractilité de l'organe, sont peu pénibles et les malades s'en plaignent modérément. Quelque peu fréquentes les premiers temps, elles s'espacent à mesure que l'écoulement augmente, et finissent par disparaître totalement.

La muqueuse est donc enflammée et l'on semble, au premier abord, aller à l'encontre du but que l'on se propose. Mais les phénomènes ultérieurs démontrent qu'il n'en est rien. Le crin de Florence paraît agir comme topique appliqué sur la muqueuse utérine pour en modifier avantageusement les surfaces purulentes. Une inflammation franche qui tend d'elle-même à la guérison, et qui n'est aiguë que les premiers jours, se substitue au catarrhe chronique, comme il arrive, du reste, mais d'une manière transitoire, dans les applications médicamenteuses (Schwarz). Le pus, plus abondant, mais fluidifié, s'échappe librement, grâce au drain, et n'entrave plus la réparation de la muqueuse. Les altérations de la surface utérine sont détruites peu à peu par une sorte de fonte purulente, et l'écoulement, traduisant lui-même au dehors la marche de l'affection, après avoir persisté en abondance pendant cinq à six semaines et au-delà, suivant l'état de l'utérus, diminue de plus en plus et, à un moment donné, se supprime tout-à-fait.

Cette cessation de tout écoulement est certainement remarquable ; elle ne peut provenir que de l'amélioration, sinon de la guérison, de la muqueuse. Le catarrhe est tari. L'inflammation substitutive et le drainage ont concouru à cet excellent résultat.

Nous ne devons pas terminer cette étude sans signaler l'usage auquel Schwarz a étendu l'action excitante ou de contact du drainage. Le gynécologiste allemand obtenait, en se servant de drains en verre, une irritation congestive de la muqueuse beaucoup plus accentuée qu'avec le crin de Florence. L'écoulement, au lieu de s'accompagner de pertes sanguines légères, dues à la fragilité et au mauvais état des vaisseaux les plus superficiels, était le plus souvent franchement hémorrhagique. Schwarz, de ce fait, crut le drainage propre à rappeler les règles dans des cas d'aménorrhée avec ou sans régression imparfaite. Il obtint des résultats, dit-il, merveilleux et les règles ne manquèrent jamais de répondre à l'appel qui leur était fait.

C'est là une application spéciale de la méthode. Les drains ne doivent plus rester en permanence, mais, placés au moment présumé de l'époque menstruelle, ils sont retirés pendant ou après les règles et n'agissent que par l'excitation plus vive des premiers jours. Ce procédé se rapproche des pratiques qui ont été depuis longtemps conseillées dans l'aménorrhée; il n'est pas ici sans quelque violence et, quoique ce soit peut-être là la condition du succès, il ne doit être, croyons-nous, employé qu'avec réserve. En tout cas, s'il peut rendre des services lorsque l'affection est liée à un état général, il sera purement palliatif dans les cas où elle est symptomatique d'un état morbide de l'utérus, puisque les conditions anatomiques de l'organe ne sont pas modifiées par le séjour passager d'un drain dans sa cavité. Le drainage, en somme, agit alors par la congestion de la muqueuse; nous allons voir, dans le chapitre suivant, qu'il peut amener le même résultat en déterminant le dégorgement du parenchyme, lorsque l'aménorrhée est la conséquence d'un arrêt d'involution.

2° *Action décongestionnante.*

L'influence du drainage, dont nous avons constaté les bons effets dans l'endométrite, n'est pas toujours localisée à la muqueuse. Dans certains cas que nous spécifierons plus loin, elle s'étend à l'organe entier et se traduit par la décongestion et la rétraction de l'utérus. Avant d'aborder l'étude de cette action, nous décrirons quelques phénomènes qui s'y rapportent et qui ne sont pas sans intérêt.

Lorsqu'on introduit une sonde dans un utérus en état de régression incomplète, dont le col est violacé et ulcéré et que l'on en agace la muqueuse quelques instants en agitant doucement le cathéter dans tous les sens, voici ce que révèle une observation attentive. L'ulcération pâlit rapidement, le col perd lui-même de sa coloration en même temps qu'il diminue de volume et la main perçoit aisément que les mouvements de la sonde se produisent avec moins de liberté.

Que s'est-il passé ? L'irritation de la muqueuse, par le bec de la sonde, détermine, soit par excitation directe de la fibre musculaire, soit par voie réflexe, la rétraction de la matrice sur elle-même, en même temps qu'elle resserre les vaisseaux et diminue la masse sanguine. C'est une démonstration clinique de l'excitabilité utérine.

Pour plus de précision, voici quelques mensurations qui donneront une idée exacte des phénomènes observés.

Dans un cas, dit M. Chéron, d'ulcération papillo-fongueuse d'un col gros et violacé, mesurant au cervicimètre 42 millimètres dans le sens transversal, avec agrandissement de la cavité qui atteint 9 centimètres (par régression incomplète), le cathéter est introduit et agité dans tous les sens. Après une demi-minute de cette manœuvre, le cervicimètre, reporté aux mêmes points, ne donne plus que 39 millimètres et la cavité elle-même a diminué de 4 millimètres.

Ce n'est pas tout. Deux jours après, un thermomètre, ayant la courbure de la sonde utérine, est doucement introduit, la colonne mercurielle, montant rapidement, atteint 38°,4 et s'y maintient. Retiré et remplacé par le cathéter, la même manœuvre que précédemment est pratiquée, et, après les premiers effets de décoloration et de diminution de volume, la réintroduction du thermomètre permet de constater un abaissement de température de 5 dixièmes.

Si l'on remplace maintenant le cathéter par le drain, c'est-à-dire par un corps destiné à rester un certain temps en place, quels seront les effets obtenus ?

L'introduction du porte-drain reproduit tout d'abord ce que nous avons constaté avec le cathéter. Le col pâlit, la cavité se resserre et cette action décongestionnante augmente lorsque le drain, mis en place, écarte ses griffes par suite de l'humidité du milieu et multiplie son contact avec la muqueuse. Les griffes se trouvent ainsi avoir le double avantage de maintenir le drain et de rendre l'excitation plus sensible, sans toutefois dépasser les limites nécessaires.

Décoloration et diminution du volume du col, rétrécissement de la cavité, abaissement de la température, voilà donc les phénomènes par lesquels se manifeste tout d'abord la présence du drain.

Après cette décongestion, certaine quoique passagère, apparaissent l'écoulement et les coliques utérines dont nous avons parlé et sur lesquels nous ne reviendrons pas. La sécrétion, après avoir persisté en abondance pendant plusieurs semaines, diminue peu à peu et bientôt disparaît totalement.

Mais, chose remarquable, à mesure que l'écoulement diminue d'intensité, la coloration et le volume du col vont eux-mêmes en s'amoindrissant. Puis on voit le drain, peu peu à peu, faire hernie dans le vagin et être comme expulsé par la matrice qui jusque-là l'avait parfaitement toléré.

Cette expulsion, plus ou moins marquée et rarement absolue, indique que le drain a rempli toute l'action dont il est susceptible. Si on le retire et que l'on examine maintenant l'utérus, on constate que la température est revenue à la normale (37°8) et que la cavité a considérablement diminué de volume.

A quel mécanisme doit-on rapporter ces résultats de décongestion et de rétraction? Nous croyons qu'il faut en chercher la raison dans les phénomènes qui accompagnent et traduisent la présence du drain. Tous les cas où le drainage a été employé se rapportent à la régression imparfaite ou aux affections qui en peuvent dériver. L'utérus, nous le verrons plus loin, est alors dans un état de stase passive, son parenchyme est ramolli et maintient imparfaitement les vaisseaux ; ceux-ci, encore en dégénérescence graisseuse, sont largement dilatés. Si dans ces conditions on vient à pratiquer le drainage, l'écoulement persistant et les pertes sanguines qui succèdent à l'inflammation momentanée et exclusive de la muqueuse ne sont certainement pas sans action sur l'état de l'organe. Il en résulte une révulsion profonde, semblable à celle que produit un vésicatoire permanent et qui amène le dégorgement de l'utérus.

En même temps, la contractilité musculaire, mise en jeu par la présence du crin de Florence, comme le prouvent les coliques accusées par les malades, vient en aide à la rétraction imparfaite de la matrice. Elle renforce l'action de l'écoulement et amoindrit les dimensions de l'organe.

Du fait de l'écoulement et de la rétraction, la stase doit donc diminuer d'intensité et le parenchyme, devenu plus ferme (Schwarz), fournir aux vaisseaux un appui plus énergique. Dès que la masse sanguine est moins considérable, l'excitation centripète du réflexe qui détermine le tonus vasculaire normal et dont les vaisseaux constituent eux-mêmes un des points de départ, variable suivant leur état de plénitude ou de vacuité relative (1), devient de plus en plus régulière, en même temps qu'elle doit être renforcée par l'excitation résultant du contact du drain sur la muqueuse et dont nous avons constaté l'action décongestionnante. La circulation s'exerçant dans des conditions plus favorables, peut reprendre jusqu'à un certain point, et ce résultat, une fois obtenu, va en s'accentuant sous les mêmes influences. Lorsque l'engorgement de l'utérus a ainsi diminué d'intensité, la dégénérescence et la résorption des éléments hypertrophiés pendant la grossesse, qui étaient entravées par l'hypernutrition due à l'afflux sanguin, s'effectuent plus librement, et dès lors la régénération de l'utérus reprend son cours interrompu et rend, autant qu'il est possible, au parenchyme sa tonicité, au système circulatoire sa réaction élastique.

Le phénomène est donc complexe et, sans prétendre émettre une théorie rigoureuse, nous en avons cherché l'explication la plus rationnelle. Il nous paraît, en somme, résulter de diverses influences qui s'associent et concourent au même but : dégorgement de l'utérus et reprise consécutive de la résorption lymphatique jusqu'au moment où la matrice rétractée presse sur le drain et tend à le chasser au dehors.

Mais ce résultat est atteint plus ou moins rapidement et dépend en grande partie de l'état de l'utérus. Si la lésion est ancienne, ou si les malades, comme nous le

1. M. Duval. Art. *Vaso-Moteurs. Dictionn. de Médecine et Chirurgie.*

verrons plus loin, subissent une influence diathésique, l'action du drainage est beaucoup plus lente, et nous connaissons des malades qui sont en traitement depuis trois et quatre mois. Les cas les plus favorables sont ceux de régression imparfaite avec engorgement simple ; quand la phase d'organisation conjonctive a commencé, le drainage ne pourra évidemment être que palliatif. Nous n'avons pas besoin d'ajouter que la matrice conservera toujours une certaine augmentation de volume, comme il arrive à tout organe soumis pendant longtemps à la congestion, comme on le constate physiologiquement pour l'utérus lui-même après la grossesse.

Nous ne devons pas terminer cette étude sans dire quelques mots sur deux points importants.

Se présente-t-il des cas où, quoique trouvant de par ailleurs toutes ses conditions d'applications, le drainage soit contre indiqué? Oui ; et bien qu'ils n'aient rien de spécial à cette méthode de traitement, ils n'en sont pas moins formels. On doit, en effet, s'assurer avant tout de l'intégrité des annexes, et toutes les fois que les organes du petit bassin (ovaires, ligaments larges, tissu cellulaire, etc.), sont le siège d'un affection inflammatoire quelconque, il faut s'abstenir de toute manœuvre qui ne pourrait qu'être funeste. L'inflammation disparue, le drainage reprendra tous ses droits.

Le drainage peut-il donner lieu par lui-même à quelques accidents ? On doit d'autant plus se poser cette question que l'utérus a toujours été considéré comme un organe excessivement irritable et que certains auteurs ont repoussé l'emploi des pessaires intra-cavitaires comme présentant trop de dangers. Toutefois on semble revenir depuis quelque temps à des idées plus exactes, et, pour ce qui nous regarde, nous pouvons affirmer que non seulement le drainage ne détermine pas d'accidents, mais encore qu'il est très bien supporté par les malades. Sur 70 applications qui en ont été faites, une seule, par suite de l'imprudence avérée de la femme, fut suivie de complication inflammatoire, du reste sans gravité. Après la mise en place du drain, on prescrit le repos au lit, aidé au besoin d'une médication calmante ; la femme, par la suite, doit soigneusement éviter toute fatigue excessive, et, grâce à ces simples mesures, la tolérance s'établit et la présence du drain devient absolument silencieuse.

Maintenant que nous avons envisagé le drainage sous toutes ses faces, nous voyons en résumé qu'il agit :

1° En drainant la cavité utérine et aidant par son action topique la réparation de la muqueuse ;

2° En décongestionnant l'utérus lorsque celui-ci est en état de stase passive, et en permettant, de ce chef, à la résorption lymphatique de s'effectuer librement.

Il résulte de cette double action que le drainage est applicable et a été appliqué :

1° A l'endométrite chronique ;

2° A la régression imparfaite, tant qu'il n'y a pas encore de lésions conjonctives, et aux affections dont l'arrêt d'involution n'est que le premier stade dans certaines de leurs variétés, c'est-à-dire l'aménorrhée, la dysménorrhée et la rétroflexion.

Ces différentes affections, nous allons maintenant les étudier rapidement et les établir au point de vue qui nous occupe. Nous nous étendrons seulement un peu sur la régression imparfaite, parce qu'elle nous permettra de montrer la filiation des autres affections avec l'engorgement.

SECONDE PARTIE

I. — Régression normale.

Aussitôt qu'elle s'est débarrassée du fœtus et de ses annexes, la matrice entre dans une phase nouvelle dite de régression, d'involution, de retrait, qui persiste jusqu'à ce que l'organe ait repris ses dimensions primitives.

Au moment de la grossesse, en effet, tous les éléments de l'utérus se développent d'une façon remarquable. Les fibres musculaires, par hypertrophie et hypergenèse, augmentent considérablement en nombre et en volume. La muqueuse s'épaissit pour former la caduque. Les vaisseaux s'hypertrophient, les capillaires se dilatent, les veines deviennent aussi volumineuses que les veines iliaques internes ou externes. Les lymphatiques atteignent le volume d'une plume d'oie et deviennent excessivement nombreux.

Modifications des éléments anatomiques. — Comment l'utérus, en présence de modifications aussi considérables, arrive-t-il à reprendre son volume primitif, autrement dit quel est le mécanisme de la régression ? D'après une théorie à peu près universellement admise (Heschl, Duncan,

Jeuks etc.) et énoncée pour la première fois par Lobstein en 1803, la substance musculaire du vieil utérus, dont le rôle est terminé après l'accouchement, est frappée de mort et subit une dégénérescence graisseuse complète. Commencée au 4e ou 6e jour, plus lente au col, elle dure 6 à 8 semaines. Pendant ce temps là, un tissu nouveau se forme aux dépens d'éléments embryonnaires, et l'ancien est résorbé au fur et à mesure de la nouvelle transformation.

Les vaisseaux subissent les mêmes modifications, mais ils sont résorbés plus lentement que le tissu (Tarnier), et c'est peut-être là une des raisons principales pour lesquelles la circulation est si facilement entravée après l'accouchement.

Pour ce qui regarde la régénération de la muqueuse, on peut réduire à deux les théories qui sont en présence. Pour Coste, au quatrième mois, la muqueuse perd sa vitalité, s'amincit, devient caduque en un mot ; et alors, entre elle et la paroi musculaire, apparaît une membrane très mince, de formation nouvelle, destinée, en s'épaississant, à succéder à la decidua et tapissant, par conséquent, la surface utérine, après l'accouchement. Friedlander, au contraire, pense que la muqueuse, à la délivrance, se divise en deux parties : l'une, superficielle, qui se détache ; l'autre, profonde, formée des culs-de-sac glandulaires, qui reste adhérente et procède à la régénération de la muqueuse. Quoi qu'il en soit, il faut à la muqueuse, d'après M. Robin, de 65 à 70 jours pour sa réparation. Elle a alors de 1 à 3 millimètres d'épaisseur et présente de nombreux capillaires.

Phénomènes extérieurs. — Aussitôt après l'accouchement, l'utérus se débarrasse hâtivement de l'excès de sang qu'il contient. Un flot de sang suit l'expulsion du placenta et l'écoulement persiste d'une façon continue pendant les premières heures et même les premiers jours.

Puis arrivent les lochies qui représentent une sorte d'expression de l'utérus sur lui-même, par laquelle il se débarrasse des produits d'excrétion. Accompagnées fréquemment de tranchées chez les multipares ou à la suite de caillots intra-cavitaires, plus ou moins abondantes selon l'énergie de l'involution, elles durent de quinze jours à un mois et favorisent au plus haut point le retrait de l'organe.

Cette perte des liquides que contenait l'utérus est due à deux propriétés physiologiques que nous nous contenterons de signaler : la contractilité musculaire, qui est de peu de durée ; la rétractilité classique qui, au contraire, persiste pendant toute la période de régression.

Ce qui reste des produits de désassimilation, atrophie graisseuse des fibres, cellules et autres éléments, est repris et résorbé par les vaisseaux centripètes de l'utérus, dont le double réseau veineux et lymphatique suffit amplement à cette action absorbante (Stoltz). Cette résorption est absolument indispensable au retrait de l'organe et nous verrons plus loin les troubles qu'elle entraîne quand elle ne s'accomplit pas normalement.

Retrait de l'utérus. — Aussitôt après l'accouchement et l'expulsion du placenta, la matrice se contracte énergiquement et forme une tumeur du volume d'une grosse tête d'enfant, dont le bord supérieur, en général, touche l'ombilic. A la fin du premier septenaire, le fond est à trois ou quatre travers de doigt au-dessus des pubis et, après le second, l'organe occupe l'excavation et disparaît aux moyens d'investigation (Stoltz). C'est le moment où cliniquement, mais à tort, l'involution est généralement considérée comme terminée.

MM. Sinclair et Charpentier se sont livrés, au sujet du retrait de l'utérus, à des mensurations excessivement intéressantes en ce qu'elles nous permettent de nous rendre un compte exact de l'état de la matrice au moment où, le plus souvent, la femme reprendra sa vie ordinaire.

Pour M. Charpentier (1) l'utérus perd 0,01 centimètre par jour pendant les dix premiers jours. Au quatorzième, des mensurations portant sur quatre-vingts nouvelles accouchées lui ont permis d'établir que l'utérus, en moyenne, a une longueur de 0,09 centimètres.

M. Charpentier a encore pu constater que le col était toujours plus ou moins vascularisé et tuméfié. Les lochies persistaient, d'abondance variable, et la cavité était encombrée par les produits d'une sécrétion séro-muqueuse et quelquefois sanguinolente.

On peut donc, avec M. Chenet (2), considérer deux phases au retrait de l'utérus. L'une pendant laquelle, reformant son col et fermant son orifice interne, il se rétracte jusqu'aux pubis ; l'autre, inaccessible à l'œil et à la main, qui se passe dans l'excavation. Celle-ci doit faire perdre à l'utérus une moyenne de 0,03 centimètres et parfaire l'involution. C'est la période délicate, critique ; nous allons le voir tout à l'heure.

1. Charpentier. *Traité des accouchements.*

2. Chenet. *De l'involut. et de l'engorgement de l'utérus.* Thèse 1877.

Régression après l'avortement. — Quoique l'utérus soit moins gros dans le cas d'avortement, tous les auteurs s'accordent à constater qu'il semble revenir sur lui-même avec beaucoup plus de peine. Cela tient à deux raisons principales. Les éléments de l'utérus, avons-nous dit, hypertrophiés pendant la grossesse, subissent ensuite la dégénérescence graisseuse. Or, l'accouchement normal trouve l'utérus au moment où les éléments, après avoir parcouru la première phase d'hypervitalité, sont tout prêts à rentrer dans la seconde où ils doivent mourir. L'involution est donc beaucoup mieux préparée que dans l'avortement où l'utérus est encore en pleine activité (1). — D'autre part, dans le cas de fausse couche, la muqueuse nouvelle est beaucoup moins développée (théorie de Coste), ou l'ancienne est encore pleine de vitalité (théorie de Friedlander) et, dans un cas comme dans l'autre, la régénération de la caduque sera moins rapide. Ajoutons que les complications qui accompagnent souvent l'avortement ou les circonstances extra-médicales, dans lesquelles il s'exerce, rendent encore plus difficile l'involution de l'utérus.

II. — Régression imparfaite.

La période d'involution, avons-nous dit, est une période critique pour la femme. L'utérus, tant qu'il n'est pas revenu à ses dimensions primitives, est dans une sorte de prédisposition morbide (Bouillaud), de diathèse transitoire (Stoltz), et toute cause, qui normalement passerait ina-

1. Avrard. *Involution incomplète de l'utérus.* Thèse, 1880.

perçue, aura maintenant une action considérable. Le premier résultat sera de suspendre le retrait de l'organe.

Celui-ci, du reste, même en dehors de toute influence pathologique, ne s'opère pas chez toutes les femmes avec la même facilité. Plus rapide lorsque l'accouchement a été naturel et sans intervention, plus lent dans le cas de grossesses répétées, il est toujours en rapport avec l'énergie propre des parois utérines et l'état général de la femme. Aussi, dans une première catégorie, la phtisie, la cachexie strumeuse ou syphilitique et toutes les maladies débilitantes l'entravent-elles au premier chef.

Les affections puerpérales, lymphangite, péritonite, métro-péritonite, l'inflammation, en un mot (Fauquez), ont une influence prépondérante qui se traduit de la façon la plus nette, dès les premiers jours. La rétraction s'arrête, les lochies se suppriment ou deviennent fétides, et la montée du lait subit elle-même un fâcheux contre-coup de cet état, car elle ne se fait régulièrement que chez les femmes bien portantes.

Mais, en général, sauf ces cas aigus et relativement rares, ce n'est pas dans les premiers jours qui suivent l'accouchement que se manifeste l'arrêt d'involution ; c'est plus tard, d'une façon lente, insidieuse, mais non moins certaine.

Au quatorzième jour, nous avons vu que l'utérus gros, vascularisé, suintant, est encore en pleine période de régression et presque aussi susceptible qu'aux premiers jours. Eh bien ! trop fréquemment, ses conditions de résistance, déjà insuffisantes ici, sont encore bien moindres quand les emmes reprennent leur vie ordinaire. Les exigences matérielles, des idées arrêtées les poussent à se lever au plus tôt et quand arrive le neuvième jour, suivant la croyance générale, elles ne sauraient garder le repos plus longtemps. D'autres sont mues par un sentiment bizarre d'amour-propre et se plaisent à montrer qu'elles peuvent rapidement reprendre leurs occupations un moment interrompues. Dans les campagnes, le temps de repos est quelquefois raccourci d'une façon effrayante et les femmes semblent au premier abord n'en être pas incommodées davantage. Mais qu'on ne s'y trompe pas. Si la force musculaire et le courage peuvent triompher des fatigues de l'accouchement, rien ne saurait changer les conditions de régénération de l'utérus, et c'est lui qui supportera les conséquences de cette imprudence. Dans un organe hypertrophié, dont les vaisseaux sont dilatés, fragiles et subissent une circulation de retour considérable, la marche, la station debout sont suffisantes pour développer une congestion passive qui met la résorption lymphatique dans l'impossibilité de s'accomplir.

Ce lever prématuré est, en outre, d'autant plus funeste qu'il s'accompagne ordinairement de la reprise des occupations. Les fatigues du ménage, des travaux pénibles quelquefois, viennent accentuer la stase dans le système veineux. Les rapports conjugaux ont la plus fâcheuse influence, tant par l'éréthisme général qui trouble les centres vaso-moteurs, que par l'irritation locale qui les accompagne et qui entretient l'hyperhémie des organes génitaux. Les déviations utérines, par la gêne qu'elles déterminent dans la circulation veineuse, troublent également l'involution.

L'allaitement a, au point de vue du retrait de l'utérus, une influence sur laquelle tous les auteurs ne sont point d'accord. Pour nous, sans vouloir entrer dans une discussion qui nous entraînerait trop loin, nous croyons que l'allaitement qui supprime la menstruation et manifeste ainsi une tendance décongestionnante, est, d'autre part, une fonction trop physiologique pour qu'il puisse avoir une influence contraire à l'involution.

A la suite de fausse couche, la rétrocession de l'utérus se faisant plus difficilement, l'organe est tout particulièrement sensible. Aussi l'avortement est-il suivi encore plus souvent que l'accouchement à terme de régression imparfaite avec les troubles qui l'accompagnent.

Engorgement. — Comment agissent, sur l'involution de l'utérus, les causes que nous venons d'énumérer? Toutes, dit M. Avrard, en déterminant dans l'organe encore hypertrophié une stase passive, qui maintient la dilatation des vaisseaux. Et si, avec M. Chenet, nous conservons à cet état de la matrice son ancienne dénomination d'engorgement, c'est que nous le croyons, nous aussi, distinct jusqu'à un certain point de la métrite proprement dite, quoiqu'il soit bien difficile de tracer les limites respectives de l'hyperémie simple et de l'inflammation. Il ne faut pas oublier qu'il s'agit ici d'un organe où la circulation de retour, même à l'état physiologique, s'accomplit d'une façon excessivement précaire. La déclivité de l'utérus, la pression des viscères abdominaux, l'absence de valvules dans le système veineux, présentent autant de mauvaises conditions qui ne demandent qu'à exercer leur fâcheuse influence. A l'état normal, le tissu utérin, ferme et dense, maintient énergiquement les vaisseaux et s'oppose à leur distension (Chenet). Mais dans la période de régression, il n'en est plus ainsi ; le parenchyme est alors ramolli, les fibres musculaires sont en dégénérescence graisseuse et les vaisseaux déjà dilatés, circonstance très importante, sont privés d'une partie de leur réaction élastique.

Dans ces conditions, l'action de la pesanteur, accentuée par l'hypertrophie de l'organe, détermine un afflux de sang considérable qui, par suite des entraves apportées à la circulation de retour, entraîne une congestion presque entièrement mécanique. « L'engorgement, dit M. Lucas-Championnière (1), n'est qu'une stase veineuse et lymphatique... Le terme de métrite lui convient mal. »

Sauf les cas inflammatoires que nous avons signalés, l'engorgement est donc, au point de vue qui nous occupe, l'état morbide immédiat. Mais il ne reste pas longtemps isolé. Grâce à l'afflux du sang, la nutrition devient plus active et empêche ou retarde la dégénérescence des éléments hypertrophiés. En outre, la circulation veineuse et lymphatique étant troublée, les éléments sont peu ou point résorbés, même quand ils sont devenus graisseux ; en un mot, l'utérus est en régression imparfaite. L'engorgement, à la vérité, peut, comme nous le verrons tout à l'heure, conduire à la période d'organisation fibreuse qui caractérise, à proprement parler, la métrite parenchymateuse, mais c'est bien plus spécialement un arrêt d'involution. Et le jour où la circulation se trouve améliorée, l'involution

1. Lucas-Championnière. *Les lymphat. utérins et leur rôle pathologique*. Arch. de Gynécol. 1876.

reprend son cours interrompu, l'utérus se régénère (Chenet), et l'on peut voir disparaître, comme par enchantement, des affections rebelles jusqu'ici (Vallon) (1). C'est en agissant de cette façon que nous avons vu le drainage donner de bons résultats dans la régression imparfaite. Sous son influence, la circulation est activée, l'utérus se rétracte et la résorption des produits dégénérés permet l'évolution des éléments embryonnaires qui sont destinés à rendre à l'utérus sa structure normale.

Mais si la lésion est laissée à elle-même, si l'on n'intervient pas par un traitement actif, la régression n'est trop souvent que le premier anneau d'une longue chaîne pathologique qui va faire l'objet du chapitre suivant.

III. — Conséquences de la régression imparfaite.

Métrite parenchymateuse.

Nous venons de voir que l'engorgement, à la suite de couches, pouvait être considéré comme un état pathologique à peu près purement mécanique et distinct jusqu'à un certain point de la métrite proprement dite. C'est, à vrai dire, un arrêt d'involution qui peut ou disparaître ou persister pendant longtemps d'une façon isolée, comme affection spéciale. Toutefois il n'est pas rare, à la suite d'engorgement, de voir évoluer la métrite parenchymateuse. Celle-ci, du reste, comme conséquence d'accidents ou d'impru-

1. Vallon, de Gand. *Discission du col de l'utérus.* Arch. de Gynécol. 1884.

dences pendant la période d'involution, est trop bien établie par tous les auteurs pour qu'il soit nécessaire d'y revenir ici. Nous insisterons seulement sur les conditions qui président à son développement et semblent avoir une influence prépondérante. Ces conditions, fournies par la malade elle-même, dépendent de l'état constitutionnel ; c'est ainsi que la diathèse herpétique ou arthritique, le lymphatisme, la scrofule agissent avec une remarquable intensité. Scanzoni a également accordé aux affections mitrales ou pulmonaires une importance justifiée par la clinique. Lorsque ces influences diathésiques se rencontrent, elles se font sentir d'une façon toute spéciale et parfois exclusive sur l'utérus, dont l'état de régression constitue une prédisposition morbide, et l'engorgement, quel que soit le traitement, a la plus grande tendance à évoluer vers la phase d'induration. L'engorgement n'a fait alors que constituer la première période, dite d'infiltration, de la métrite parenchymateuse sur laquelle nous n'insisterons pas plus longuement, car elle est évidemment en dehors de l'action du drainage.

Endométrite chronique.

L'endométrite est une conséquence de l'engorgement, bien plus fréquente que la métrite parenchymateuse. Elle doit même presque fatalement l'accompagner dans tous les cas, car lorsque la régression est imparfaite, la muqueuse se trouve anatomiquement aussi atteinte que le parenchyme. Au point de vue clinique, les deux affections marchent également d'une façon parallèle, et lorsqu'elles paraissent nettement tranchées dans un sens ou dans l'autre, elles reconnaissent ordinairement une cause autre que la régression imparfaite.

Dans certains cas, cependant, les modifications pathologiques, quoique affectant l'organe en son entier, se portent plus spécialement sur la muqueuse. Nous retrouvons ici les influences diathésiques que nous avons signalées à propos de la métrite parenchymateuse ; mais, dans l'endométrite, c'est le lymphatisme, qui, en raison de son affinité pour les muqueuses, joue un rôle prépondérant (Siredey).

Les altérations qui accompagnent la métrite interne sont nombreuses et variées. Nous les résumerons brièvement d'après M. Sinety.

La muqueuse du corps utérin, considérablement épaissie, présente une coloration rouge sur certains points, ecchymotique dans d'autres. L'épithélium disparaît de la surface pour ne persister que dans quelques glandes. Celles-ci sont séparées par des espaces considérables, uniquement formés d'éléments embryonnaires, parsemés d'îlots caséeux et où se rencontrent de nombreux vaisseaux qui s'avancent jusque sur la surface libre de la cavité utérine. La muqueuse, rarement lisse, se montre ordinairement hérissée de villosités ou parsemée de granulations, de fongosités qui peuvent, en se pédiculisant, constituer de véritables polypes. Les végétations se présentent sous trois formes principales, selon qu'elles sont constituées par les glandes dilatées, par du tissu embryonnaire ou principalement par des vaisseaux. Elles déterminent, d'après la variété prédominante, un écoulement muqueux, purulent ou hémorrhagique, qui est le signe clinique principal de l'endométrite.

Dans le col, on observe une exagération des plis de l'arbre de vie, et un grand nombre de glandes muqueuses transformées en kystes de grosseur variable, connus sous le nom d'œufs de Naboth. Quelquefois, ces agglomérations kystiques oblitèrent la cavité cervicale et font saillie à l'orifice externe, en gênant considérablement l'écoulement.

Nous avons vu, en étudiant l'action du drainage, quelle est, dans ces conditions, son utilité. Il draine la cavité utérine, tarit l'écoulement, en même temps qu'il combat l'engorgement ordinairement coexistant et détermine la rétraction de l'organe.

Rétroflexion.

Tous les auteurs s'accordent à constater l'action considérable de la régression imparfaite, au point de vue de la pathogénie des versions et flexions de l'utérus. Nous ne nous occuperons ici que de la rétroflexion qui en subit plus spécialement le contre-coup et qui, seule, a été traitée par le drainage.

Moindre consistance de l'utérus, pression des viscères, efforts des parois abdominales (Bidder) (1), voilà les trois points principaux d'où découle la production de la rétroflexion. Le relâchement des ligaments n'est pas moins important. Pour bien établir le mécanisme en son entier,

1. Charpentier. *Traité des accouchements.*

nous allons reprendre, en quelques mots, certains points spéciaux de l'arrêt d'involution.

L'hypertrophie qui atteint l'utérus au moment de la grossesse, quoique générale, ne présente pas partout les mêmes proportions : elle est en rapport avec le développement anatomique antérieur de chaque partie. L'isthme, qui est la partie la moins riche en fibres musculaires, est relativement moins hypertrophié et a, par conséquent, au moment de la régression, moins de peine à reprendre ses dimensions primitives (1). La partie postérieure de la matrice, au contraire, est celle qui subit le développement le plus considérable et dont la lourdeur se fera le plus vivement sentir après l'accouchement. L'isthme se trouve donc ainsi placé entre le col, à qui le tissu cellulaire environnant fournit un solide point d'appui, et le corps, représenté par une masse d'un volume et d'un poids considérables. En outre, les ligaments, qui fournissent à l'utérus un point d'appui naturel, ramollis, relâchés, en subinvolution eux-mêmes, ont en grande partie perdu leur résistance. L'utérus, plus lourd et moins bien maintenu, tendra donc à s'incliner, et il le fera au niveau de la partie la plus faible, c'est-à-dire au niveau de l'isthme, et du côté de la face la plus volumineuse, c'est-à-dire en arrière.

L'engorgement a donc sur le développement de la rétroflexion une influence prépondérante, et le traitement décongestionnant est celui qui aura le plus d'efficacité. L'utérus, dégorgé, reprend alors sa tonicité. Moins lourd et moins volumineux, il tend, lorsque des lésions fibreuses ou des

1. Dubois. *De la rétroflexion dans ses rapports avec l'arrêt d'involution.* Thèse, 1881.

exsudats ne sont pas venus rendre la déviation définitive, à se redresser et à diminuer son angle de flexion. C'est en agissant de cette façon que le drainage a donné d'excellents résultats.

Troubles menstruels.

Lorsque la régression, entravée, n'a pas permis à l'utérus de reprendre ses conditions normales, les fonctions physiologiques subissent fréquemment le contre-coup de l'état anatomique.

Les règles, au lieu de reparaître à la sixième semaine ou plus tard dans le cas d'allaitement, restent supprimées ou ne reprennent qu'imparfaitement. Dans d'autres cas, la menstruation est particulièrement douloureuse et difficile. En un mot, l'engorgement est compliqué d'aménorrhée ou de dysménorrhée.

Ces troubles menstruels trouvent leur explication dans l'état de l'organe. L'utérus, comme le dit fort bien M. Sinéty, n'a pas encore repris sa souplesse et son élasticité normales. Le parenchyme est épaissi, les fibres musculaires, encore en dégénérescence, remplissent mal leur rôle, la vascularisation est gênée et la congestion menstruelle ne peut plus s'accomplir normalement. En outre, les modifications de la muqueuse, indurée, épaissie, apportent un obstacle considérable à la turgescence et à la rupture des capillaires (1), et les extrémités nerveuses, com-

1. Gallard. *Leçons sur la dysménorrhée. Arch. de Gynécologie.* 1884.

primées et rendues plus sensibles par l'engorgement (1), ajoutent la douleur à la difficulté de la menstruation.

L'aménorrhée et la dysménorrhée proviennent donc ici de l'état anatomique de l'utérus. Aussi les voit-on disparaître peu à peu, à mesure que la matrice, du fait du traitement décongestionnant, peut parfaire son involution et se régénérer.

On pourra, dans le cas d'aménorrhée, s'aider de la vive excitation des premiers jours que produit sur la muqueuse le contact du crin de Florence, en plaçant le drain, suivant la méthode de Schwarz, à l'époque présumée des règles.

TROISIEME PARTIE

OBSERVATIONS

Observation I (Personnelle).

Endométrite chronique.

Le 7 octobre 1884, la nommée Pauline G..., entre à Saint-Lazare, service de M. Chéron, salle Sainte-Marie, lit n° 8. Elle a eu deux enfants et deux fausses couches. La dernière de 4 mois et demi, a eu lieu il y a 15 mois.

La malade se plaint d'un écoulement abondant qu'elle fait spécialement remonter à sa première fausse couche, et qui de temps en temps, dit-elle, s'accompagne de douleurs.

1. Luton. *De la congestion. Art. in Diction. de médecine et chirurgie.*

Les époques menstruelles sont assez bien conservées, mais les règles persistent en abondance six à sept jours et sont entrecoupées par des pertes sanguines, de peu de durée.

Au toucher, utérus gros, court et empâté, peu mobile et peu sensible à la pression. Les lèvres du col paraissent mollasses.

Au spéculum, on constate une ulcération fongueuse du col et le volume considérable du col qui mesure 38 millimètres au cervicimètre. La cavité utérine, au cathétérisme, présente une longueur de 9 centimètres et demi; la sonde s'y meut avec une grande liberté. La mensuration de la cavité, quoique faite sans difficulté et sans résistance, amène du sang, ce qui nous fait penser à la présence de fongosités. La curette d'exploration permet, en effet, de retirer quelques-unes de ces fongosités.

Diagnostic. — Régression incomplète avec endométrite chronique.

Le 4 novembre 1884, l'introduction d'un drain, composé de dix-huit brins de crin de Florence, est faite sans difficulté. Comme cela était arrivé avec le cathéter, un écoulement de sang en est immédiatement la conséquence. La malade est mise au repos et à l'usage du bromure de potassium. Elle éprouve de légères coliques, du 4 au 9 novembre, et pendant tout ce temps-là, il se fait un écoulement de sang à peu près égal à celui que la malade éprouve pendant ses règles. Puis l'écoulement commence à se modifier, à devenir plus muqueux, et à partir du 20 novembre, le sang disparaît. La sécrétion est alors tout-à-fait muco-purulente et très abondante.

Ce mois-ci et le mois suivant, les règles ne paraissent pas, remplacées peut-être par l'abondant écoulement sanguin produit par le drain. Les métrorrhagies ont également disparu.

Dans les premiers jours de janvier, l'écoulement commence à diminuer. Il est supprimé complètement le 15 du même mois. — Le drain en même temps est sorti de la cavité utérine de 0,01 cent. : on l'enlève sans difficulté.

Le drain est donc resté en place du 4 novembre au 24 janvier, c'est-à-dire onze semaines. Pendant ce laps de temps, il y a eu neuf semaines d'écoulement.

Une fois le drain enlevé, l'examen de la cavité, fait avec le plus grand soin, à l'aide de la curette, n'amène plus aucune fongosité, quoique la cavité soit encore assez considérable. La réduction de longueur est de 0,01 centimètre seulement. Le travail de stimulation, nous semble-t-il, a porté dans ce cas plus exclusivement sur la muqueuse.

Au commencement de février, nous constatons la réapparition des règles. Elles durent 4 jours,

La malade reste encore à l'hôpital jusqu'à la fin de mars, pour être traitée de l'ulcération du col. Elle sort guérie le 28 du même mois.

Observation II (Résumée).

Endométrite chronique.

Constance H., âgée de 28 ans, repasseuse, entre à Saint-Lazare, service de M. Chéron, salle Saint-Vincent, lit n° 16, le 28 août 1884.

Elle a eu un enfant, il y a dix ans, et une fausse couche de six mois et demi, il y a 7 ans.

Elle est pâle, amaigrie, sans appétit.

La malade se plaint d'un écoulement remontant à une époque fort éloignée que l'on ne peut préciser, mais qui depuis deux ans a pris des proportions excessives.

A l'examen : l'utérus est volumineux, le col turgide et ulcéré ; la cavité mesure 0,08 centimètres.

Après quelques pansements osmotiques, le drainage est pratiqué le 15 septembre 1884, et la malade mise au repos.

Les cinq premiers jours, se font sentir des coliques.

Pendant cette période l'écoulement devient séro-sanguinolent, puis il reprend peu à peu l'aspect muco-purulent et persiste de cette façon pendant les seize semaines que le drain reste en place.

Vers le 15 décembre, la malade signale avec joie la diminution de l'écoulement. Pendant ce temps-là son appétit a augmenté et ses forces ont reparu.

Le 10 janvier, l'écoulement a cessé. On enlève le drain.

La malade sort le 27 janvier.

Observation III (personnelle).

Régression imparfaite avec aménorrhée.

La nommée Julia R.., grande et forte italienne, âgée de 20 ans, entre à Saint-Lazare, service de M. Chéron, lit 14, le 27 août 1884. Elle exerce la profession de brodeuse à la machine. Elle a eu deux enfants, le premier à 16 ans, le second à 17.

La malade marche péniblement et se plaint de palpitations et d'oppression. Les muqueuses sont légèrement décolorées et malgré son apparence de vigueur, la malade paraît un peu anémiée. L'estomac est, après les repas, le siège d'une tympanite pénible. L'auscultation ne révèle aucun souffle.

A l'examen, on trouve un col énorme, violacé, mesurant quatre centimètres au cervicimètre, suivant son diamètre transversal. La profondeur de la cavité est de neuf centimètres. Le toucher permet d'atteindre un utérus volumineux, débordant le col, douloureux à la pression et se laissant déprimer sous le doigt. Le col touche le plancher vaginal.

La température de la cavité utérine est de 38°,6.

Les règles, après avoir été irrégulières pendant longtemps, sont complètement supprimées depuis trois mois.

Du 27 août au 1er octobre. — La malade est traitée par les scarifications, les cautérisations au nitrate d'argent, les attouchements à la teinture d'iode, les bains et le sirop d'iodure de fer, sans résultats appréciables.

Le 10 octobre. — Un drain, composé de dix-huit brins de crin de Florence, est introduit dans la cavité. On prescrit le repos au lit et l'emploi quotidien du bromure de potassium (3 gr.), et de la quinine, à raison de 20 centigrammes par jour en deux fois.

Pendant les six premiers jours, la malade se plaint de coliques continuelles, mais qui, quoique assez intenses pour la réveiller plusieurs fois pendant la nuit, n'empêchent pas le sommeil. Les autres fonctions s'exercent normalement.

Au cinquième jour, apparaît un écoulement séro-sanguinolent qui persiste jusqu'au 26 octobre pour devenir à ce moment-là, muco-purulent jusqu'à la fin du mois de novembre. Avec l'apparition de l'écoulement, les douleurs s'espacent, puis disparaissent, et la malade a commencé à se lever, sans malaise, huit jours après l'application du drain.

Le 20 novembre. — Les règles, supprimées depuis 5 mois, apparaissent sans douleurs, quarante jours après l'introduction du drain. A cette époque, le talon du drain commence à se montrer au dehors ; il est sorti de cinq à six millimètres. Les troubles gastriques se sont améliorés ; la dyspnée et les palpitations ont en grande partie disparu.

A la fin du mois de novembre, l'écoulement s'arrête.

Le 18 du mois suivant, les règles reviennent, normales, et nous constatons que le drain est sorti de près de un centimètre. Il y a dix semaines qu'il est en place. Le 6 janvier 1885, il est expulsé spontanément et la malade l'apporte le matin en venant au pansement.

Par le cathétérisme on constate que la cavité ne mesure plus que 0,07 cent., de 0,09 qu'elle avait auparavant. L'utérus et le col sont devenus beaucoup plus fermes et ne sont plus sensibles à la pression. Le diamètre transversal du col a perdu 5 millim. Le col ne touche plus le plancher vaginal. La température utérine s'est abaissée à 37°,8.

La malade sort de l'hôpital le 16 janvier 1885.

Observation IV (Schwarz) (1)

Régression imparfaite avec aménorrhée.

Femme K..., 33 ans, corpulente, santé florissante. A eu 7 enfants, le dernier il y a deux ans. Après trois mois de lactation, les

1. Schwarz ne publie que des observations d'aménorrhée avec ou sans régression imparfaite. Il y en a huit. Nous citons l'une d'elles. Les autres sont semblables.

règles ont apparu, mais très faibles. L'année dernière (un an après le dernier accouchement), elles avaient un aspect séro-sanguinolent (eau et sang), et duraient quelques heures.

La malade se plaint d'une plénitude hypogastrique, de congestion céphalique, de tournoiements de tête : tout cela au moment des règles.

L'utérus mesure 0,08 centimètres de long ; il est gros.

Le 26 novembre. — Introduction d'un drain (de verre). Le 5 décembre, un nouveau plus épais.

Le 11 décembre. — Les règles apparaissent à leur époque ordinaire et durent six jours. — Le drain fut retiré le cinquième jour.

Observation V

Catarrhe utérin. Aménorrhée.

Marie G..., 21 ans, lingère, entre dans le service de M. Chéron, Saint-Lazare, salle Saint-Vincent, lit 16, le 4 août 1884, avec le diagnostic métrite blennorrhagique (?).

Elle a eu un enfant il y a deux ans.

La malade raconte que depuis l'époque de la formation elle a toujours eu d'abondantes pertes blanches, et que ces pertes, claires et propres avant la grossesse, sont devenues jaunâtres et plus abondantes encore après l'accouchement.

A l'examen, utérus lourd et volumineux ; col gros, laissant difficilement passer un muco-pus épais et visqueux ; longueur de la cavité : 85 millim. Température utérine : 38°,4.

Les règles sont supprimées depuis 16 mois. La malade est pâle et affaiblie, mais son état ne paraît pas suffisamment anémique pour expliquer l'arrêt des règles.

Diagnostic. — Catarrhe datant de la puberté, devenu purulent après une grossesse avec aménorrhée par régression imparfaite.

Le drainage est pratiqué.

Les premiers jours, coliques utérines.

Le quatrième jour, l'écoulement est teinté de sang, et il reste coloré et augmenté d'abondance pendant neuf semaines, époque où l'écoulement menstruel se reproduit, mais léger, durant quatre jours.

Après cette première époque menstruelle, l'écoulement cesse d'être sanguinolent et paraît moins abondant. Trente et un jours plus tard, les règles apparaissent de nouveau, elles durent quatre jours sans avoir encore leur couleur normale.

Pendant ce temps-là l'état général de la malade s'est amélioré, surtout depuis le retour des règles, quoique incomplet. L'appétit est bon.

Une troisième époque survient 28 jours après la précédente. Les règles sont fortement colorées et durent cinq jours. On songe à enlever le drain. Du reste il fait saillie de 10 à 12 millim. ; mais l'écoulement, quoique considérablement diminué, est cependant appréciable, et l'on attend encore quinze jours.

Après cette période de temps, sur les instances de la malade, on enlève le drain.

L'écoulement persiste à peine, mais sa disparition n'est pas aussi complète qu'à l'ordinaire, et il a également eu ici une durée exceptionnelle de vingt-deux semaines.

La cavité utérine a diminué de 1 centimètre et demi.

La température intra-utérine est de 37°,9.

Observation VI (Personnelle).

Régression incomplète avec rétroflexion.

Hélène W..., 24 ans, blanchisseuse, entre à Saint-Lazare, service de M. Chéron, salle Sainte-Eléonore, lit 3, le 17 octobre 1884.

Elle a eu un enfant il y a deux ans et demi, et depuis cette époque sa santé s'est toujours affaiblie de plus en plus.

La malade se plaint d'abondantes pertes blanches ; elle a dû abandonner sa profession. La marche est pénible. Depuis sept mois, la menstruation est douloureuse, irrégulière, avec des retards de quinze à vingt jours.

Sa carte d'entrée porte : ulcération du col.

Au toucher, on trouve dans le cul-de-sac postérieur une masse arrondie, sensible à la pression, en continuité absolue avec le col de l'utérus sur lequel elle fait un angle presque droit. Cette masse est fortement rejetée en bas ; le col, au contraire, est porté derrière les pubis. Le toucher debout fait constater l'abaissement de l'organe.

Au spéculum, col gros, lèvres renversées, étalant la muqueuse du canal cervical (ectropion double par renversement), ulcérées.

Le cathéterisme pratiqué avec une sonde en métal souple, concavité en bas, et dont l'introduction est facilitée par l'adjonction d'une courbure périnéale, permet de pénétrer dans cette masse globuleuse et démontre que ce n'est autre chose que le corps de l'utérus augmenté de volume et fléchi sur le col (rétroflexion).

La longueur de la cavité est au moins de 0,10 centimètres.

Diagnostic. — Engorgement de l'utérus avec rétroflexion et endométrite utéro-cervicale.

Le 19 octobre. — Onze jours après la cessation des règles, un drain est introduit à l'aide d'un tube porte-drain, portant une courbure périnéale.

Le soir même, la malade qui garde le repos au lit se plaint de coliques qui reviennent par crises. Ces coliques ne l'empêchent pas de dormir. Elles sont localisées dans la région hypogastrique ; « elles se passent dans la matrice », dit la malade. Au toucher, le lendemain matin, le contact du doigt avec l'utérus fait reparaître ces mêmes coliques.

20 centigrammes de sulfate de quinine sont prescrits, ainsi qu'une cuillerée toutes les trois heures de la potion suivante :

Bromure de potassium	4 gr.
Teinture d'aconit.	1 —
Julep gommeux	150 —

La nuit suivante est bonne. Les jours suivants, les douleurs s'espacent et deviennent plus légères. Au quatrième jour, apparaît un écoulement séro-sanguinolent, bientôt très abondant, avec prédominance de l'élément muqueux. Au septième jour, les coliques ont disparu.

La malade se lève, va, vient, se promène, sans malaise spécial, mais avec une certaine fatigue qu'elle rapporte à l'écoulement. Au vingtième jour, nous constatons que la sécrétion est devenue complètement muco-purulente; elle persiste dans cet état pendant six semaines, sans aucun phénomène nouveau, si ce n'est une tolérance remarquable pour l'écoulement dont la malade ne se plaint plus et qui, malgré son abondance, n'empêche pas le retour des règles.

Dans les premiers jours de décembre, la malade signale l'arrêt de l'écoulement. Un examen est pratiqué.

Au toucher, le corps de l'utérus paraît moins gros; il est moins sensible.

Au spéculum, la couleur du col est moins foncée; l'ectropion est moins turgide et moins large.

Le drain est descendu de douze millimètres. Nous le laissons encore.

Quelques semaines se passent, pendant lesquelles les règles ont reparu, sans douleurs, à 29 jours de la dernière époque. — La malade est dans un état de santé très satisfaisant.

Au 31 décembre, un nouvel examen est pratiqué. Le drain est en place depuis dix semaines. Le corps de l'utérus, quoique encore très accessible dans le cul-de-sac postérieur, est moins accentué au toucher. Il est plutôt maintenant en rétroversion. — Le drain est resté stationnaire.

Pendant les mois de janvier et de février, la pesanteur hypogastrique dont se plaignait la malade disparaît. La marche est facile.

Le 28 février. — Troisième examen. Le drain s'est avancé, en dehors du canal cervical, de huit à dix millimètres en plus des douze premiers. Il est enlevé. — Le cathétérisme ne donne plus que sept centimètres et demi, et peut être pratiqué avec la sonde ordinaire. — Le corps de l'utérus est encore accessible dans le cul-de-sac postérieur. Mais la lésion a disparu en tant que rétroflexion. Le résultat est très appréciable. — Le drain est resté en place quatorze semaines.

L'ectropion seul nécessite maintenant une intervention chirurgicale. Il est traité par l'ignipuncture profonde dont l'action viendra aider encore celle du drainage. La cicatrisation est complète à la fin du mois d'avril. — La malade sort de l'hôpital le 25 avril.

Observation VII (Résumée)

Engorgement chez une nullipare.

Eméiance L..., 22 ans, bonne d'enfants, entre dans le service de M. Chéron, le 8 janvier 1885. — N'a jamais eu d'enfant ni fausse couche.

Elle a eu deux fois des pertes abondantes, pendant quatre ou cinq mois, à la suite de suppression de règles.

La menstruation a toujours été irrégulière.

La malade a des pertes blanches peu abondantes.

Au toucher : utérus volumineux et peu douloureux. Au spéculum : col œdématié, laissant écouler un liquide séro-purulent. Le cathétérisme donne une longueur de 75 millimètres, et la sonde joue facilement dans la cavité. Rien ne fait présumer la présence d'un petit fibrôme.

Le 15 janvier. — Introduction d'un drain, suivie des phénomènes ordinaires : coliques, écoulement séro-sanguinolent, puis muco-purulent. Le col est devenu violacé et serre énergiquement le drain.

Les règles surviennent sans encombre et ne durent que trois jours.

Vers le commencement de mars, l'écoulement devient moins abondant, la coloration et le volume du col diminuent.

Nouvelle époque, normale.

Dans la première semaine d'avril, l'écoulement a cessé. Le drain est enlevé. La cavité a diminué de 6 millimètres. La température intra-utérine est de 37°,9.

La malade sort de l'hôpital le 9 avril 1885.

Observation VIII (personnelle).

Régression imparfaite avec dysménorrhée.

Le 1er octobre 1884, la nommée Marguerite M..., 22 ans, brodeuse, entre dans le service de M. Chéron, salle Saint-Joseph, lit 12.

Sa carte d'entrée porte : ulcération du col.

Il y a huit mois, elle a fait une fausse couche de trois mois ; depuis lors, les règles dont elle n'avait jamais souffert, sont devenues fort douloureuses avant leur apparition et pendant les trois premiers jours.

A l'examen : utérus volumineux et sensible à la pression ; col gros, ectropion de la lèvre postérieure. Le cathétérisme est difficile. A une distance d'un centimètre, la sonde est arrêtée par un repli situé sur la face antérieure et qui ne peut être constitué que par la muqueuse hypertrophiée et tendant à faire hernie sur la lèvre antérieure comme sur la postérieure. En portant la concavité de la sonde en dehors on parvient à pénétrer. La cavité a une longueur de 75 millimètres. La température est de 38°,6.

Le 18 octobre, cinq jours après les règles, introduction d'un drain composé de dix brins, vu l'étroitesse du canal cervical, et pansement glycériné laudanisé par dessus.

Coliques utérines jusqu'au 27.

Le 21. — Apparition d'un écoulement séro-sanguinolent, puis muco-purulent.

La malade se lève et se promène sans malaise jusqu'au 10 novembre. Ce jour-là, brusquement, apparaissent les règles. Le repos au lit est ordonné et l'époque se passe sans souffrance, à la grande joie de la malade.

Pendant la seconde partie du mois de novembre, l'écoulement continue, et la malade promène son drain sans soupçonner sa présence.

Le 7 décembre. — Nouvelle apparition non douloureuse des règles.

Un mois se passe dans les mêmes conditions.

Dans les derniers jours de décembre, l'écoulement commence à diminuer. Le volume et la coloration du col sont moindres.

Le 6 janvier. — Les règles surviennent pour la troisième fois depuis le drainage.

Le 16 janvier. — L'écoulement a cessé. Le drain est sorti de 15 millimètres et est enlevé.

Le cathétérisme est maintenant beaucoup plus facile. La valvule est à peine perceptible. L'ectropion n'est pas réduit, il est toutefois moins volumineux.

La longueur de l'utérus est de 7 centimètres.

La température utérine est de 37°,8.

La malade sort guérie le 26 janvier 1885.

RÉSUMÉ ET CONCLUSIONS

Arrivé à la fin de notre travail, nous résumerons brièvement, en matière de conclusions, l'étude que nous venons de faire du drainage de l'utérus.

1° Le drainage, pratiqué avec des brins de crin de Florence que l'on laisse en permanence dans la cavité utérine, favorise l'écoulement des matières muco-purulentes dont la présence permanente dans la cavité empêche, dans les conditions ordinaires, la réparation de la muqueuse et peut devenir le point de départ d'une septicémie locale.

En même temps, il substitue une inflammation franche, qui tend d'elle-même à la guérison, à un catarrhe chronique et rebelle. La muqueuse, excitée et drainée, se trouve ainsi dans les conditions requises avec tant de soin pour toute plaie chirurgicale.

2° Le drainage de l'utérus détermine la décongestion et la rétraction de l'organe. Les phénomènes qui accompagnent et traduisent la présence du drain : écoulement abondant et persistant, pertes sanguines, mise en jeu de la contractilité utérine, semblent être les facteurs immédiats de cette action.

Il résulte de cette double action que le drainage est applicable et a été appliqué :

1° A l'endométrite chronique ;

2° A la régression imparfaite avec engorgement, tant qu'il n'y a pas de lésions conjonctives, et aux affections dont la régression imparfaite n'est que le premier stade dans certaines de leurs variétés, c'est-à-dire la rétroflexion, l'aménorrhée et la dysménorrhée ;

3° Le drainage, pratiqué au début de la méthode avec des drains de verre, a servi, en Allemagne, par suite de l'excitation plus vive, déterminée par cette substance sur la muqueuse, à rappeler immédiatement les règles dans des cas d'aménorrhée avec ou sans régression incomplète.

Les observations que nous publions attestent l'efficacité du drainage.

INDEX BIBLIOGRAPHIQUE

Schwarz E.... — Draînage des nicht puerperalen. Utérus. Centralbatt für Gynäkologie Bärz 1883.

Avrard. — Involution incomplète de l'utérus. Thèse de doct., 1880.

Chenet. — De l'involution et de l'engorgement de l'utérus. Thèse de doct., 1877.

Fauquez. — Métrite chronique dans ses rapports avec l'involution. Thèse de doct., 1879.

Dubois. — De la rétroflexion dans ses rapports avec l'arrêt d'involution. Thèse de doct., 1881.

Vallon, de Gand. — [Discission du col de l'utérus. Arch. de Gynecölogie, 1884.

Conrad. — Sur l'excitation et les mouvements de l'utérus. Centralblatt., 1884.

Lucas Championnière. — Les lymphatiques utérins et leur rôle dans la pathologie utérine. Arch. de Tocologie, 1875.

Scanzoni. — Traité des maladies des organes sexuels. Trad. franç., 1858.

Siredey et Danlos. — La pathologie de l'utérus. Art. in Diction. de médecine et de chirurgie.

E. Schwartz. — Anatomie de l'utérus. Id.

Stoltz. — Suites de couches id.

Charpentier. — Traité pratique des accouchements.

Gallard. — Leçons cliniques sur les maladies des femmes.

Leçons sur les dysménorrhagies. Arch. de Gynécol. Mars 1884.

Sinety. — Traité pratique de Gynécologie.

M. Duval. — Vaso-moteurs. In. Diction. de médecine et de Chirurgie.

Imprimerie de l'Ouest, A. NÉZAN, Mayenne.

18

www.ingramcontent.com/pod-product-compliance
Ingram Content Group UK Ltd.
Pitfield, Milton Keynes, MK11 3LW, UK
UKHW032001260826
14628UKWH00005B/2210

9 782014 096439